BEI GRIN MACHT SICH IHR WISSEN BEZAHLT

- Wir veröffentlichen Ihre Hausarbeit, Bachelor- und Masterarbeit

- Ihr eigenes eBook und Buch - weltweit in allen wichtigen Shops

- Verdienen Sie an jedem Verkauf

Jetzt bei www.GRIN.com hochladen und kostenlos publizieren

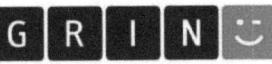

Adipositas bei Kindern in der Vorpubertät

Ernährungsrichtlinien für Kinder, Kinderernährung Tagespläne

Raphael Niksic

G R I N :)

Bibliografische Information der Deutschen Nationalbibliothek:

Die Deutsche Nationalbibliothek verzeichnet diese Publikation in der Deutschen Nationalbibliografie; detaillierte bibliografische Daten sind im Internet über http://dnb.d-nb.de abrufbar.

ISBN: 9783389034330
Dieses Buch ist auch als E-Book erhältlich.

© GRIN Publishing GmbH
Trappentreustraße 1
80339 München

Druck und Bindung: Books on Demand GmbH, Norderstedt Germany
Gedruckt auf säurefreiem Papier aus verantwortungsvollen Quellen

Das vorliegende Werk wurde sorgfältig erarbeitet. Dennoch übernehmen Autoren und Verlag für die Richtigkeit von Angaben, Hinweisen, Links und Ratschlägen sowie eventuelle Druckfehler keine Haftung.

Das Buch bei GRIN: https://www.grin.com/document/1484068

Wintersemester 2022/23

Seminar: Angewandte Diätetik und Sportlerernährung

Adipositas bei Kindern in der Vorpubertät

Verfasser:

RAPHAEL NIKSIC

Inhaltsverzeichnis

1. Einleitung

Adipositas im Kindes- und Jugendalter ist in den letzten drei Jahrzehnten stark angestiegen und zu einer entscheidenden Herausforderung des 21. Jahrhunderts geworden (Nittari et al., 2020). Starkes Übergewicht bei Kindern bringt nicht nur gesundheitliche, sondern auch psychische Probleme mit sich, die sich negativ auf das ganze Leben auswirken können. Aus diesem Grund ist es wichtig frühzeitig der Krankheit mit Ernährungs-, Bewegungs- und Verhaltenstherapie entgegenzuwirken (Wabistsch et al., 2013).

In dieser Arbeit werden anhand der Adipositas Patientin Emma XY, Ernährungsrichtlinien für Adipositas bei Kindern abgeleitet, die Krankheit definiert und erläutert, sowie Besonderheiten bei der Nährstoffzufuhr in diesem Zusammenhang erklärt. Anschließend werden zwei Ernährungspläne speziell für die Fallperson aufgestellt, anhand eines Soll-/Ist-Vergleichs die Nährstoffberechnungen verglichen und am Ende ein Fazit gezogen.

1.1   Vorstellung Emma XY

Die zu beratende Patientin ist weiblich und heißt Emma XY (da es sich um ein Kind handelt, wird im weiteren Text die Patientin nur beim Vornamen genannt). Sie ist neun Jahre alt, wiegt 51 kg und ist 137cm groß. Somit hat sie einen BMI von 27,18 (51/1,37²) (DGKJ, 2018). Da es sich bei Emma um ein Kind handelt wird bei ihr anhand von populationsspezifischer Referenzwerte, die in Form von alters- und geschlechtsspezifischer Perzentilkurven vorliegen, der individuelle BMI-Wert abgelesen (Wabisch & Kiess, 2013). Bei unserer Patientin mit einem BMI von ungefähr 99 Perzentil handelt es sich somit um die Diagnose Adipositas (siehe Anhang Abb. 3).

Da Emmas Eltern beide leichtes Übergewicht haben, ist sie einem höheren Risiko für Übergewicht und Adipositas ausgesetzt. Zudem konnte anhand einer ärztlichen Untersuchung eine andere Krankheit als Ursache ihrer Adipositas, sowie Folgeerkrankungen ausgeschlossen werden. Aber auch die Umwelt spielt bei der Entwicklung von Adipositas und den daraus resultierenden Folgeerkrankungen eine wichtige Rolle (Hebebrand et al., 2022). Bei der Patientin können vermehrt Adipositas-fördernde Lebensbedingungen im Alltag gezeigt werden. Die Patientin geht in die dritte Klasse einer Grundschule mitten in Stuttgart. Sie wohnt gemeinsam mit ihren Eltern in einer kleinen Wohnung eines mehrstöckigen Mehrfamilienhauses. Ihre Eltern sind beide berufstätig. Ihr Vater arbeitet Vollzeit als Bürokaufmann und ihre Mutter als Teilzeitkraft-Kassiererin. Emmas Mutter kommt meistens mit Emma gemeinsam nach Hause. Die Zeit, um aufwändig zu kochen ist meistens zu knapp, weshalb es größtenteils entweder Essen von den umliegenden Fast-Food-Restaurants und Imbissständen oder schnell gekochte Gerichte, wie beispielsweise Fertigspeisen gibt.

Nach der Schule sitzt Emma die meiste Zeit am Schreibtisch, wo sie nach den Hausaufgaben gerne ihre Kreativität durch Malen und Basteln freien Lauf lässt. Ansonsten verbringt sie ihre Freizeit vor dem Fernseher oder an ihrem Tablet, um mit Freunden zu schreiben. Da der nächste Spielplatz zu Fuß 15 Minuten entfernt ist, ist Emma kaum in ihrer Freizeit im Freien unterwegs. Sportliche Aktivitäten machen ihr keinen Spaß, weshalb sie in keinem Verein oder sonstigen sportlichen Angeboten angemeldet ist. Somit ist zu erkennen, dass bei Emma nicht nur die genetisch nichteinflussbaren Faktoren eine Ursache für ihre Diagnose Adipositas sind, sondern die Lebensbedingungen ebenfalls mitberücksichtigt werden müssen.

1.2 Soll-Wert

Tab. 1: Bedarf an Nährstoffen 7-10-jährige Kinder (eigene Darstellung)

Einheit	kcal	Eiweiß	Fett	Kohlenhydrate	Ballaststoffe
SOLL	1500	56,25 g 15 %	50 g 30 %	187,5 g 50 %	10 g

Die Tabelle beinhaltet den Soll-Wert für 7-10-jährige Kinder. Mithilfe der Referenzwerte der Deutschen Gesellschaft für Ernährung (DGE) konnte der alltägliche Bedarf an Nährstoffen, die Emma über ihre Ernährung zu sich nehmen sollte, ermittelt werden. Die Basis für die Berechnung geht vom Bedarf an Gesamtenergie (kcal) aus, der anhand des PAL-Werts (Physical-Activity-Level) abgeleitet werden kann. Der Alltag von Emma beinhaltet kaum bis wenig Bewegung, daher wird sie unter dem Aktivitätswert 1,4 eingestuft (DGE, 2021). Die jeweiligen Makronährstoffe (Eiweiß, Fett und Kohlenhydrate) konnten anhand folgender Formel ermittelt werden:

Berechnung: Gesamtkalorien * (%-Wert / 100) = kcal (für ...%) / kcal pro Gramm
Beispiel Eiweiß: 1500 * (15 / 100) = 225 / 4 = 56,25 g

2. Ernährungsrichtlinien für Kinder

Besonders bei Adipositas im Kindesalter spielt neben der Ernährung und dem Verhalten der Familie auch die Bewegungsaktivität eine wesentliche Rolle zur Prävention von Übergewicht (Wabisch & Kiess, 2013). Da dies jedoch den Rahmen dieser Arbeit sprengen würde, wird im Folgenden verstärkt auf praktische Hinweise zur Ernährung bei Kindern mit Adipositas eingegangen.
Eine wichtige Voraussetzung für Wachstum, Gesundheit und Leistungsfähigkeit im Kindes- und Jugendalter ist eine gesunde Ernährung. Darüber hinaus werden Weichen zu einem gesunden Lebensstil im Erwachsenenalter und zur Prävention ernährungsmitbedingter Krankheiten gestellt. Adipöse Eltern, so

auch bei Emma, können ungünstig auf die Gewichtsentwicklung des Kindes Einfluss nehmen. Bereits während der Schwangerschaft kann der Ernährungsstatus der Mutter den Stoffwechsel und die Gewichtsentwicklung des Kindes beeinflussen (Kalhoff et al., 2018). Neben wissenschaftlichen und nährstoffbezogenen Richtlinien müssen auch praktische Kriterien, wie kindliche Essvorlieben, bei der Lebensmittelauswahl berücksichtig werden. Um diesen Empfehlungen gerecht zu werden, eignet sich das Konzept der optimierten Mischkost (Wabitsch & Kunze, 2015).

2.1 Optimierte Mischkost

Die optimierte Mischkost erreicht die Referenzwerte für die Energie- und Nährstoffzufuhr für Kinder und dient gleichzeitig als Prävention ernährungsmitbedingter Krankheiten. Sie dient als Standard jeder Kinderernährung und wird erfolgreich zur Therapie von Übergewicht angewendet. Ausgangslage der optimierten Mischkost sind 7-Tage-Speisepläne mit fünf Mahlzeiten pro Tag: zwei kalte (Frühstück, Abendessen) und eine warme Hauptmahlzeit (Mittagessen) sowie zwei Zwischenmahlzeiten (Pausenbrot Vormittag, Zwischensnack am Nachmittag). Für die Lebensmittelauswahl ergeben sich drei einfache Regeln, die mit Hilfe von Ampelfarben visuell dargestellt werden (siehe Abb. 1).

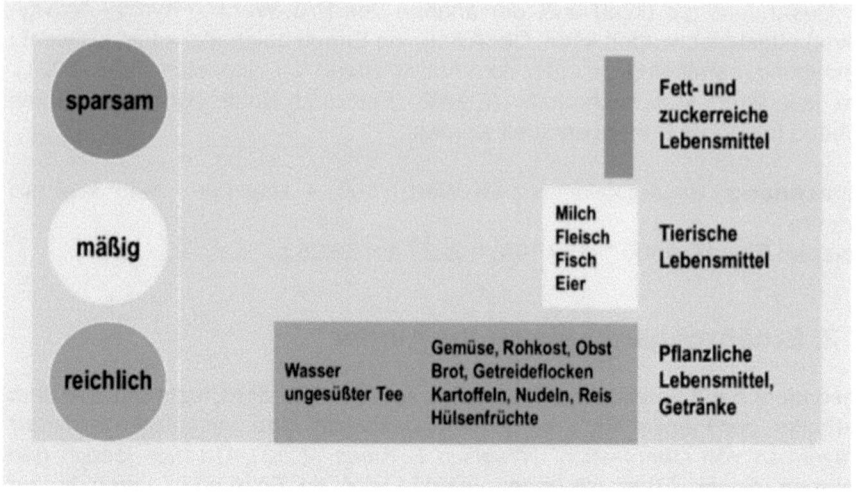

Abb. 1: Optimierte Mischkost für Kinder und Jugendliche – (Kalhoff et al., 2019, S. 804)

Milch und Milchprodukte sowie Brot und Getreideflocken werden überwiegend bei den kalten Haupt- oder Zwischenmahlzeiten verzehrt. Um Zahnkaries vorzubeugen, sollten Süßigkeiten nur mit anschließendem Zähneputzen

3

gegessen werden. Die Lebensmittelauswahl richtet sich nach den Nährstoffprofilen für Kinder. Daher sollten warme Mahlzeiten nicht mit kalten ausgetauscht werden. Ob die warme Mahlzeit mittags oder abends verzehrt wird, ist von weniger Relevanz. Folglich hat die Familie mehr Freiraum in ihrem Alltag und kann die Mahlzeiten an die Berufstätigkeit der Eltern anpassen (Alexy et al., 2008).

Die Aufgabe der Eltern und Betreuer ist es, gesunde Ernährung bei Kindern und Jugendlichen attraktiv zu gestalten. Dafür ist eine flexible Ernährungserziehung erforderlich. Durch die Süßpräferenz bei Kindern, muss Gemüse schmackhaft gemacht werden. Die optimierte Mischkost berücksichtigt diese Vorliebe mittels eines reichlichen Verzehres von Obst und der 10%-igen Energiezufuhr aus geduldeten Lebensmitteln wie Süßigkeiten. Verbote und Belohnung in Form von Lebensmitteln sollten vermieden werden, da diese das Interesse der Kinder gegenüber Süßigkeiten steigert.

Die optimierte Mischkost als Familienkost plant mindestens einmal am Tag eine Familienmahlzeit ein. Gerade beim Essen und Trinken sollte ein sozio-kulturelles Erlebnis durch das gemeinschaftliche Essen gefordert werden. Kinder treten neuen Lebensmitteln oft sehr skeptisch gegenüber. Aus diesem Grund dienen Eltern als Vorbilder beim Essen und Ausprobieren neuer Lebensmittel (Kalhoff et al., 2018). Die anfängliche Ablehnung ist normal und kann aber durch wiederholtes Probieren eine Akzeptanz bewirken. Um all diese Ziele zu erreichen, spielt die Familie eine große Rolle. Eltern können das Ernährungsverhalten ihrer Kinder positiv beeinflussen und haben folglich einen großen Einfluss auf die Ernährungsgewohnheiten (Alexy et al., 2008).

3. Definition, Ursachen und Häufigkeit von Adipositas

Adipositas bei Kindern und Jugendlichen liegt vor, „wenn der Anteil der Körperfettmasse an der Gesamtkörpermasse eine definierte Grenze übersteigt, die mit einem erhöhten Gesundheitsrisiko verbunden ist" (Wabitsch & Kiess, 2013, S. 368). Für die exakte Bestimmung der Fettmasse gibt es verschiedenste Methoden, die wegen des hohen Aufwands kaum angewandt werden. Aus diesem Grund hat sich in der Praxis der Einsatz des Body Mass Index (BMI), welcher aus Körpergröße und Körpergewicht berechnet wird, durchgesetzt (Kromeyer-Hauschild, 2022). Da es bei Kindern und Jugendlichen zu Wachstums- und Pubertätsentwicklung und den damit verbundenen Änderungen der Körperzusammensetzung kommen kann, wurden alters-, geschlechts- und populationsspezifische BMI-Perzentile, anhand von verschiedenster Datensätze, erstellt (siehe Anhang Abb. 3). In Deutschland wurde von der Arbeitsgemeinschaft Adipositas im Kindes- und Jugendalter (AGA) die einheitliche Definition festgelegt, dass bei einem Kind ab einem BMI von 97. bis 99,5 Perzentil Adipositas vorliegt (Wabitsch & Kiess, 2013).

Bei einem Verdacht auf Adipositas ist es wichtig durch eine ärztliche Untersuchung auszuschließen, ob eine andere Krankheit die Ursache für das verstärkte Übergewicht ist (DGKJ, 2018). Des Weiteren sind die Ursachen für Adipositas multifaktoriell und können von genetischen Faktoren bis hin zu Umweltfaktoren reichen (Knop & Reinehr, 2015). In einer Metaanalyse von Zeiher et al. (2016) konnten über 60 Einflussfaktoren der kindlichen Adipositas festgestellt werden. Kries (2022) vereinfacht diese und unterteilt sie in nicht beeinflussbare und potenziell beeinflussbare Risikofaktoren. Nicht beeinflussbare Risikofaktoren für Adipositas bei Kindern in Deutschland sind unter anderem der Sozialstatus, Migrationshintergrund und das Übergewicht bei den Eltern. Potenziell beeinflussbare Risikofaktoren sind unter anderem Schwangerschaftsdiabetes, Rauchen der Mutter, sowie exzessive Gewichtszunahme in der Schwangerschaft, Nichtstillen, Körperliche Inaktivität, Wenig Schlaf und zuckerreiche Ernährung (von Kries, 2022).

Adipositas im Kindes- und Jugendalter ist nicht nur in Westeuropa (siehe Anhang Abb. 4), sondern auch in den Industrieländern in den letzten drei Jahrzenten stark angestiegen (Nittari et al., 2020). Eine durchgeführte repräsentative „Studie zur Gesundheit von Kindern und Jugendlichen in Deutschland" (KiGGS) des Robert-Koch-Instituts gibt einen genaueren Überblick über die aktuelle Situation von Adipositas im Kindes- und Jugendalter in Deutschland. Dabei wurde anhand einer Basiserhebung (von 2003 bis 2006) und einer KiGGS Welle 2 (von 2014 bis 2017) Untersuchungs- und Befragungsdaten von Kindern und Jugendlichen im Alter von 0 bis 17 Jahren erhoben und verglichen. Die Ergebnisse zeigten, dass zwischen den zwei Erhebungen eine Stabilisierung der Häufigkeit von Adipositas in Deutschland festgestellt wurde. Trotzdem sind weiterhin 15,4% der 3- bis 17-Jährigen in Deutschland übergewichtig und davon mehr als ein Drittel, also 5,9%, von Adipositas betroffen. Zudem steigt der Anteil von adipösen Kindern und Jugendlichen mit zunehmendem Alter an und es ist außerdem bedenklich, dass je niedriger der sozialökonomische Status ist, die Häufigkeit von Übergewicht und Adipositas zunimmt (Schienkiewitz et al., 2018).

Der Vergleich der KiGGS-Kohorte, die in der Basisuntersuchung 2 bis 6 Jahre und in der KiGGS-Welle 2 12 - 17 Jahre alt waren, zeigt, dass ein in jungen Jahren erworbenes Körpergewicht häufig bis ins Jugendalter bestehen bleibt (siehe Abb. 2).

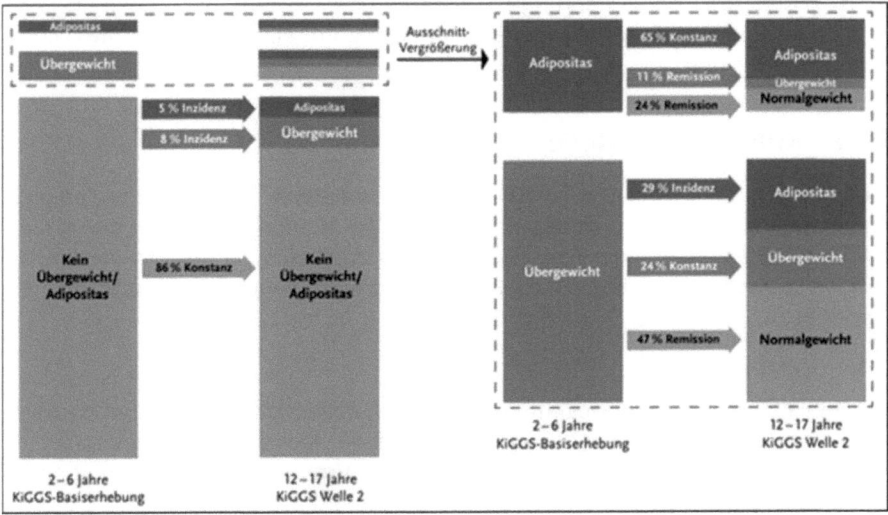

Abb. 2: Entwicklung von Übergewicht und Adipositas (n=1.311 Mädchen, n=1.257 Jungen). KiGGS-Basiserhebung (2003 –2006), KiGGS Welle 2 (2014-2017). (Schienkiewitz et al., 2018, S. 20).

Besonders eine entwickelte Adipositas im Kindesalter bleibt bei mehr als der Hälfte weiterhin im Jugendalter bestehen und ungefähr jedes vierte Kind mit Übergewicht entwickelt mit zunehmendem Alter eine Adipositas. Diese Daten kennzeichnen, wie wichtig es ist, der Entstehung von Adipositas bereits im Kindergarten- und Schulalter vorzubeugen (Schienkiewitz et al., 2018).

4. Besonderheiten in der Nährstoffzufuhr

Im Folgenden werden die Besonderheiten der Nährstoffzufuhr für Emma XY aufgeführt und explizit die kritischen Nährstoffe und deren Wichtigkeit erläutert. Insbesondere in der Ernährung bei Kindern ist es von großer Bedeutung alle Nährstoffe in ausreichender Menge zu decken, um eine gesunde Entwicklung zu gewährleisten.

4.1 Kritische Nährstoffe

Laut der DONALD-Studie (Dortmund Nutritional and Anthropometric Longitudinally Designed Study) (2012) sollte bei Kindern die Zufuhr an Vitamin D und Jod erhöht und die Fett- und Kohlenhydratqualität verbessert werden, da diese in Deutschland häufig nicht in ausreichenden Mengen zu sich genommen werden.

4.1.1 Vitamin D

„Vitamin D regelt den Calcium- und Phosphatstoffwechsel und fördert dadurch die Härtung des Knochens" (DGE, 2012, Abs. 1). Außerdem ist das Vitamin für zahlreiche Stoffwechselprozesse zuständig. Im Vergleich zu anderen Vitaminen kann der Körper Vitamin D durch Sonnenlichtbestrahlung der Haut selbst bilden. Aufgrund dessen, dass die Vitamin D Bildung abhängig von zahlreichen Faktoren wie etwa Breitengrad, Jahres- und Tageszeit, Witterung, Kleidung ist und unzureichende Menge durch die Nahrung aufgenommen werden können, ist dies ein potenziell kritischer Nährstoff für Kinder (DGE, 2012). Die DGE (2012) empfiehlt für Kinder eine Zufuhr von 20 µg pro Tag. In ausreichender Form ist Vitamin D in Lachs oder auch Hering zu finden, jedoch ist die tägliche Zufuhr aufgrund verschiedener Faktoren nicht zu empfehlen. Darunter fallen die durch den Verzehr entstehende Umweltbelastung, sowie der hohe Anteil an Schwermetallen, die sich negativ auf den menschlichen Organismus auswirken. Des Weiteren ist der ethische Aspekt bezogen auf das Tierleid kritisch zu hinterfragen. Aufgrund der oben genannten Aspekte sollte Vitamin D gegebenenfalls supplementiert werden.

4.1.2 Jod

Laut der EsKiMo des Robert Koch Institut ist „Jod […] ein [wichtiger] Bestandteil der Schilddrüsenhormone, die zahlreiche Stoffwechselprozesse beeinflussen. Die Verteilung der Jodzufuhr liegt bei Kindern und Jugendlichen überwiegend deutlich unterhalb der D-A-CH-Referenzwerte" (Mensink, 2020, S. 61). Daher sollte hierauf besonders geachtet werden. Eine tägliche Zufuhr von 140 µg pro Tag ist anzustreben (DGE, 2000). Jodreiche Lebensmittel sind beispielsweise Fischstäbchen, Dorsch, Parmesan oder auch Fetakäse. Alternativ kann jodiertes Speisesalz oder Mineralwasser zu einer ausreichenden Zufuhr beitragen (Buchinger & Zettinig, 2017).

4.1.3 Fett- und Kohlenhydratqualität

Wie zuvor erwähnt, sollte auf eine gute Fett- und Kohlenhydratqualität geachtet werden. Am besten eignen sich Kohlenhydratquellen in Form von Getreideprodukten, Kartoffel und Hülsenfrüchte. Wobei aufgrund von wichtigen Vitaminen, Mineralstoffen und Ballaststoffen auf Vollkornprodukte zurückgegriffen werden sollte. In der Fettzufuhr sollten ungesättigte Fettsäuren wie etwa Nüsse, Avocados und pflanzliche Öle bevorzugt werden, die durch ihren hohen Omega-3-Gehalt eine positive Wirkung auf die Gesundheit haben (Mohler, 2012).

5. Kinderernährung Tagespläne

Im weiteren Verlauf werden zwei mögliche Essenspläne für die Patientin Emma dargestellt. Grundsätzlich ist es erforderlich, dass sie regelmäßig Gemüse als Rohkost verzehrt, beispielsweise im Salat oder durch Gemüsesticks. In der Küche sollte wenig Zucker, Fett und Salz verwendet werden. Wenn Salz verwendet wird, dann jodiertes Salz. Ein mäßiger Fleischkonsum wird empfohlen. Zudem sollte Emma regelmäßig eine kleine Menge an Nüssen aufnehmen und in geringen Mengen sind „Naschereien" erlaubt. Die Gewürze und Kräuter werden in den Gerichten nicht aufgeführt. Die Wasseraufnahme wurde nicht in den Essensplan aufgenommen, damit Emma nicht in ihrem Trinkverhalten eingeschränkt ist und nicht nach einem Plan trinken muss. Laut Hauner (2013) sollte Emma pro Tag 0,9 Liter an Flüssigkeit (bevorzugt Wasser oder als Abwechslung Wasser mit Früchten) zu sich nehmen. Sie darf jedoch mehr trinken, da das Ziel eine Gewichtsreduktion ist. Da Emma nicht viel in der Natur ist und es zudem im Winter allgemein schwer ist, ausreichend Vitamin D3 aufzunehmen, wird zusätzlich zur Ernährung Vitamin D3 supplementiert. Als Grundlage für die Rezeptzubereitung werden wesentliche Informationen aus dem Taschenatlas der Ernährung (Biesalski et al., 2020) entnommen. Die Mengen der jeweiligen Nährstoffe wurden mithilfe des Nährwertrechners (Poplutz, o. J.) ermittelt.

5.1 Tagesplan Herbst

Das erste Frühstück (7:30 Uhr) stellt mit dem Laugengebäck mit Hummus, Gurke und Tomate ein leckeres Frühstück dar. Dazu bekommt Emma noch ein weichgekochtes Ei, das reich an Vitaminen ist. Die Kichererbsen im Hummus sind für die Verdauung förderlich und Emma isst zudem saisonales Gemüse.

Tab. 2: Frühstücksmahlzeit (eigene Darstellung)

Menge	Lebensmittel	kcal	Eiweiß	Fett	Kohlenhydrate	Ballaststoffe
1x (70g)	Laugengebäck	238	7	2	48	3
4x (12g)	Gurke	1	0	0	0	0
3 Scheiben (18g)	Tomate	3	0	0	0	0
25g	Hummus	54	1,5	2,6	6	1
1	Ei (gekocht)	77	6	6	0	0
Gesamt		**374**	**14,5**	**10,6**	**56**	**4**

Das zweite Frühstück (10 Uhr) beinhaltet als Zwischenmahlzeit Weintrauben, eine Pflaume und Cashewkerne. Die Weintrauben sowie die Pflaume sind reich an Mineralstoffen und liefern zudem wichtig Vitamine. Außerdem fördern Pflaumen die Verdauung. Die Cashewkerne enthalten ungesättigte Fettsäuren.

Tab. 3: Zweites Frühstuck (eigene Darstellung)

Menge	Lebensmittel	kcal	Eiweiß	Fett	Kohlenhydrate	Ballaststoffe
10 Stück 100g	Weintrauben	71	0	0	16	0
1x 35g	Pflaumen	16	0	0	4	1
15g	Cashew	85	3	6	5	0
Gesamt		**172**	**3**	**6**	**25**	**4**

Zum Mittagessen (13 Uhr) bekommt Emma als Hauptgericht Reis mit Pilzsauce und Brokkoli. Der Reis besitzt wertvolle komplexe Kohlenhydrate, die länger sättigen und somit im Körper langsamer abgebaut werden. Der Brokkoli verfügt über einen hohen Anteil an Ballaststoffen und liefert Vitamine. Es ist wichtig den Brokkoli schonend zu verarbeiten, damit die Vitamine erhalten bleiben. Als Nachtisch gibt es einen Chiasamen Pudding mit Heidelbeeren (tiefgefroren) und etwas Agavendicksaft für die Süße. Chiasamen beinhalten Ballaststoffe, Eiweiß und Omega 3-Fettsäuren und sind förderlich für die Verdauung. Die Hafermilch besitzt einen geringeren Fettanteil als die herkömmliche Kuhmilch. Die Vitamin D3 Tropfen werden in den Pudding intrigiert.

Tab. 4: Mittagsgericht (eigene Darstellung)

Menge	Lebensmittel	kcal	Eiweiß	Fett	Kohlenhydrate	Ballaststoffe
35g	Reis	157	3	0	35	0
105g	Pilze (Champignon)	16	3	0	1	2
35g	Frischkäse Magerstufe	1	5	0	1	0
20ml	Wasser	0	0	0	0	0
60g	Brokkoli	16	2	0	2	2
10g	Chiasamen	45,5	2	3	0,5	3
150ml	Hafermilch	92	2	3	13	2
2g	Agavendicksaft	6	0	0	2	0
30g	Heidelbeeren	13	0	0	2	0
Gesamt		346,5	17	6	56,5	9

Die Nachmittagsmahlzeit (16 Uhr) besteht aus zwei Reiswaffeln mit Erdnussbutter und Bananenscheiben für die Süße. Die Reiswaffeln sind kalorien- und zuckerarm, sowie ohne Salz. Die Erdnussbutter enthält gesunde Fettsäuren, die beim Abnehmen unterstützend wirken. Als Obst werden gefrorene Bananenscheiben verwendet. Damit die Banane ihre Wertigkeit aufgrund der saisonalen Bedingungen nicht verliert.

Tab. 5: Zwischensnack (eigene Darstellung)

Menge	Lebensmittel	kcal	Eiweiß	Fett	Kohlenhydrate	Ballaststoffe
14g (2x)	Reiswaffel (ohne Salz)	52	1,2	0,4	11	0
16 g	Erdnussbutter	96	4	8	2	1
28g (acht Scheiben)	Banane (Scheiben) eingefroren	27	0	0	6	1
Gesamt		171	5,2	8,4	19	2

Zum Abendessen (18 Uhr) gibt es zwei selbstgemachte Kürbismuffins mit einem Kräuterquark als Dip. Der Kürbis ist saisonal und ist die Grundlage der Muffins. Zur Verarbeitung wird Dinkelmehl verwendet, da es eine höhere Wertigkeit als Weizenmehl besitzt. Der Quark Dip mit Knoblauch und Kräutern dient als Proteinquelle und zur geschmacklichen Optimierung der Muffins.

Tab. 6: Mahlzeit am Abend (eigene Darstellung)

Menge	Lebensmittel	kcal	Eiweiß	Fett	Kohlenhydrate	Ballaststoffe
50g	Kürbis	14	1	0	2	0
38g	Dinkelmehl	130	5	1	24	3
½	Eier	33,5	3	3	0	0
10g	Olivenöl	44	0	5	0	0
25ml	Wasser	0	0	0	0	0

50g	Quark Halbfettstufe	50	5	2	2	0
3g	Knoblauch	4	0	0	1	0
25g	Frischkäse Magerstufe	21	3	0	1	0
Gesamt		**296,5**	**17**	**11**	**30**	**3**

5.2 Tagesplan Winter

Zum ersten Frühstück (7:30 Uhr) bekommt Emma einen Porridge, da die Haferflocken sättigend sind und wichtige Vitamine, Mineralien und Ballaststoffe enthalten. Zudem werden tiefgekühlten Beeren, Nüsse und Ahornsirup hinzugefügt. Die Vitamin D3 Tropfen werden in das Porridge intrigiert.

Tab. 7: Frühstück für die Wintersaison (eigene Darstellung)

Menge	Lebensmittel	kcal	Eiweiß	Fett	Kohlenhydrate	Ballaststoffe
200ml	Mandelmilch (ungesüßt)	26	1	2	0	1
50g	Haferflocken	177	7	3	30	5
30g	Beeren (TK)	21	0	0	5	0
15g	Nüsse (Cashew)	85	3	6	5	0
3g	Ahornsirup	8	0	0	2	0
Gesamt		**337**	**11**	**11**	**42**	**6**

Als zweites Frühstück (10 Uhr) gibt es zwei Knäckebrote mit Kräuterfrischkäse und Kresse. Das Knäckebrot hat wenig Kalorien und Fett. Der Kräuterfrischkäse sorgt für einen leckeren Geschmack. Die Kresse dient als Topping, da diese saisonal ist, Vitamin C enthält und ganzjährig verfügbar ist.

Tab. 8: Ergänzendes Frühstück (eigene Darstellung)

Menge	Lebensmittel	kcal	Eiweiß	Fett	Kohlenhydrate	Ballaststoffe
2x (26g)	Knäckebrot	93	3	1	19	1
30g (1EL)	Kräuterfrischkäse	72	1,6	6,9	0,9	0
10g	Kresse	4	0	0	0	0
Gesamt		**169**	**4,6**	**7,9**	**19,9**	**1**

Das Mittagessen (13 Uhr) besteht aus selbstgemachtem Kartoffelpüree, der sättigend ist mit Erbsen (tiefgekühlt) und Fischstäbchen, die im Backofen ohne weiteres Fett zubereitet werden. Die Fischstäbchen dienen als Omega-3-Fettsäurenquelle.

Tab. 9: Mittagsmahlzeit (eigene Darstellung)

Menge	Lebensmittel	kcal	Eiweiß	Fett	Kohlenhydrate	Ballaststoffe
200g	Kartoffeln	146	4	0	31	2
40	Hafermilch	18	0	1	3	0
12g	Butter	89	0	10	0	0
5x 150g	Fischstäbchen	177	20	2	20	1
60g	Erbsen (TK)	52	4	0	8	3
Gesamt		**482**	**28**	**13**	**62**	**6**

Zur Nachmittagsmahlzeit (16 Uhr) erhält Emma einen Joghurt (3,5% Fett) mit einem, in Würfel geschnittenen, halben Apfel und einer halben Birne. Das Obst ist süß, gesund und saisonal.

Tab. 10: Zwischenmahlzeit am Nachmittag (eigene Darstellung)

Menge	Lebensmittel	kcal	Eiweiß	Fett	Kohlenhydrate	Ballaststoffe
150g	Naturjoghurt 3,5% Fett	93	5	5,3	6	0
½ (75g)	Apfel	46	0	0	11	2
½ (100g)	Birne	52	1	0	12	3
Gesamt		**191**	**6**	**5,3**	**29**	**5**

Das Abendessen (18:30 Uhr) besteht aus einer Karotten-Kartoffelsuppe mit Schnittlauch als Dekoration. Das Mehrkornbrötchen, dass mit der Suppe verzehrt wird, deckt den Bedarf an Kohlenhydraten ab und sorgt dafür, dass Emma ein Sättigungsgefühl erhält. Der große Vorteil einer Suppe ist, dass verschiedenes Gemüse püriert werden kann und es Emma leichter fällt Gemüse zu verzehren.

Tab. 11: Abendessen für Winter (eigene Darstellung)

Menge	Lebensmittel	kcal	Eiweiß	Fett	Kohlenhydrate	Ballaststoffe
110g	Kartoffel	80	2	0	17	1
50g	Möhren	17	0	0	3	2
5g	Olivenöl	44	0	5	0	0
150	Wasser	0	0	0	0	0
¼ (8)	Schalotte	2	0	0	0	0
30g	Mehrkornbrötchen	69	2	0	14	2
Gesamt		**212**	**4**	**5**	**35**	**5**

6. Soll-Ist-Vergleich

Laut Hauner (2013) darf bei der Kinderernährung ein Kaloriendefizit von 30 % (450 kcal) erzielt werden. Der Bedarf an Eiweiß sollte nahezu gleich oder leicht über dem Bedarf liegen. Der Gehalt an Fett bis zu 25 - 30 % (16,9 g) reduziert mit Fokus auf die Verwendung von gesunden Fettsäuren beim Kochen. Zur Energiegewinnung dienen die Kohlenhydrate, die den tatsächlichen Bedarf (50 - 55%) abdecken sollten (Hauner, 2013). Bei der Einnahme von Ballaststoffen äußert sich Hauner (2013) über keinen konkreten Richtwert. Die Deutsche Gesellschaft für Ernährung spricht dazu eine Empfehlung aus, wobei die genannten 10 g Ballaststoffe die Untergrenze darstellen sollte (DGE, 2021).

6.1 Soll-Ist-Vergleich Herbst

Tab. 12:Soll-Ist Herbst (eigene Darstellung)

Einheit	Gesamtkalorien	Eiweiß	Fett	Kohlenhydrate	Ballaststoffe
SOLL	1500 kcal	56,25 g 15 %	50 g 30 %	187,5 g 50 %	10 g
IST	1360 kcal	56,7 g 16,7 %	42 g 27,8 %	186,5 g 54,9 %	22 g
	Kaloriendefizit: 140				

6.2 Soll-Ist-Vergleich Winter

Tab. 13: Soll-Ist Winter (eigene Darstellung)

Einheit	Gesamtkalorien	Eiweiß	Fett	Kohlenhydrate	Ballaststoffe
SOLL	1500 kcal	56,25 g 15 %	50 g 30 %	187,5 g 50 %	10 g
IST	1391 kcal	53,6 g 15,4 %	42,2 g 27,3 %	186,9 g 53,7 %	23 g
	Kaloriendefizit: 109				

7. Fazit

Abschließend ist zu erwähnen, dass Adipositas bei Kindern eine ernstzunehmende Erkrankung ist, welche behandelt werden sollte. Gerade bei Kindern ist die Auswahl der Therapiemittel von großer Bedeutung. Ebenso ist es wichtig sensibel und verantwortungsvoll mit der Thematik umzugehen. Während bei Erwachsenen der Fokus verstärkt auf die Ernährung liegt, wird bei Kindern vermehrt auf die Bewegungs- und Verhaltenstherapie, sowie eine langfristige Ernährungsumstellung gesetzt.
Wie in der vorliegenden Ausarbeitung zu erkennen ist, spielt die richtige Makro- und Mikronährstoffverteilung bei der Abnahme eine bedeutsame Rolle. Individualität sowie das Eingehen auf Wünsche und Gefühle ist bei der Behandlung von Übergewicht, gerade bei Kindern ebenso zentral. Außerdem sollten, wie schon mehrfach betont, die Eltern mit in das Therapiegeschehen eingebunden werden, umso einen langfristigen Erfolg zu gewährleisten.

8. Literaturverzeichnis

Alexy, U. & Kersting, M. (2012). Kritische Nährstoffe in der Kinderernährung – Ergebnisse der DONALD-Studie. *Zeitschrift für Orthomolekulare Medizin*, 10(1), 6. DOI: 10.1055/s-0031-1298294

AOK. (2021, 21. Mai). *Gesunde Ernährung: Gute Fette, schlechte Fette: was unterscheidet sie?.* https://www.aok.de/pk/magazin/ernaehrung/gesunde-ernaehrung/gute-fette-schlechte-fette/

Biesalski, H. K., Grimm, P. & Nowitzki-Grimm, S. (2020). *Taschenatlas der Ernährung*. 200 Fartafeln von M. Waigand-Brauner, U. Biesalski und K. Baum (8. Auflage). Georg Thieme Verlag.

Buchinger, W. & Zettinig. (2017). *JODBROSCHÜRE - Jodgehalt in Nahrungsmitteln.* Sandoz GmbH. https://schilddrueseninstitut.at/Jodbroschuere.pdf

Deutsche Gesellschaft für Ernährung (2021). *Referenzwerte für die Nährstoffzufuhr.* https://www.dge.de/wissenschaft/referenzwerte/?L=0

Deutsche Gesellschaft für Ernährung e. V. (2000*). Jod.* https://www.dge.de/wissenschaft/referenzwerte/jod/?L=0

Deutsche Gesellschaft für Ernährung e. V. (2012). *Ausgewählte Fragen und Antworten zu Vitamin D*, 1-5. https://www.dge.de/fileadmin/public/doc/ws/faq/FAQ-VitaminD-DGE-BfR-MRI.pdf

Deutsche Gesellschaft für Ernährung e. V. (2012*). Vitamin D (Calciferole).* https://www.dge.de/wissenschaft/referenzwerte/vitamin-d/?L=0

Deutsche Gesellschaft für Ernährung e. V. (2018). *Ausgewählte Fragen und Antworten zu Folat*, 1-8. https://www.dge.de/fileadmin/public/doc/ws/faq/FAQs-Folat.pdf

Deutsche Gesellschaft für Ernährung e. V. (2018). *Folat.* https://www.dge.de/wissenschaft/referenzwerte/folat/?L=0

Deutschen Gesellschaft für Kinder- und Jugendmedizin e.V. (DGKJ) (Hrsg). (2018) Elterninformationen der DGKJ. Zugriff am 14.12.2022 unter http://Eltern - Deutsche Gesellschaft für Kinder- und Jugendmedizin e.V. (dgkj.de)

Hauner, W. (Hsg.) Adipositas (4. Aufl., S. 367-386). Berlin: Springer

Hebebrand, J., Kiess, W., Wabitsch, M. & Zwiauer K. (2022). Grundsätzliche Überlegungen zu Grenzen und Möglichkeiten der Therapie. In M. Wabitsch et al. (Hrsg.), Adipositas bei Kindern und Jugendlichen (2.Aufl., S.427-432). Springer.

Knop, C. & Reinehr, T. (2015). Adipositas im Kindes- und Jugendalter. Aktuelle Ernährungsmedizin, 40 (2), 109-122. DOI: 10.1055/s-0034-1387626

Kormeyer-Hauschild (2022). Definition, Anthropometrie und deutsche Referenzwerte für BMI, Körperumfänge, Hautfalten und Fettmasse. In M. Wabitsch et al. (Hrsg.), Adipositas bei Kindern und Jugendlichen. 2. Aufl., S. 3-24). Springer.

Kries (2022). Epidemiologie. In M. Wabitsch et al. (Hrsg.), Adipositas bei Kindern und Jugendlichen (2.Aufl., S.25-34). Springer.

Mensink, G., Haftenberger, M. & Barbosa, C. (2020). *EsKiMo II - Die Ernährungsstudie als KiGGS-Modul.* Robert Koch-Institut. https://edoc.rki.de/bitstream/handle/176904/6887.2/EsKiMoII_Projektbericht.pdf?sequence=3&isAllowed=y

Nittari, G. et al. (2020). Epidemiology of Obesity in Children and Adolescents. In M. Firstenberg (Hrsg.) Teamwork in Helthcare (S. 1-19). DOI: 10.5772/intechopen.95487

Poplutz, S. (o. J.). *Nährwertrechner.* https://www.naehrwertrechner.de/

Schienkiewitz, A. et al. (2018). Entwicklung von Übergewicht und Adipositas bei Kindern – Ergebnisse der KiGGS-Kohorte. Journal of Health Monitoring, 3 (1), 76-81.

Schienkiewitz, A. et al. (2018). Übergewicht und Adipositas im Kindes- und Jugendalter in Deutschland – Querschnittergebnisse aus KiGGS Welle 2 und Trends. Journal of Health Monitoring, 3 (1), 16-23.

Wabitsch, M. et al. (2013). Adipositas bei Kindern und Jugendlichen. In Hauner, W. (Hrsg.), Adipositas (S. 367-386). Berlin: Springer

Zeiher, J. et al. (2016). Was sind die Einflussfaktoren kindlicher Adipositas? Eine Literaturübersicht im Rahmen des Projekts „Bevölkerungsweites Monitoring adipositasrelevanter Einflussfaktoren im Kindesalter. Bundesgesundheitsblatt, 59, 1465-1475. DOI 10.1007/s00103-016-2441-5

9. Abbildungsverzeichnis

10. Tabellenverzeichnis

11. Anhang

11.1 Abbildungen

11.1.1 Perzentilkurve Mädchen (0-18 Jahre)

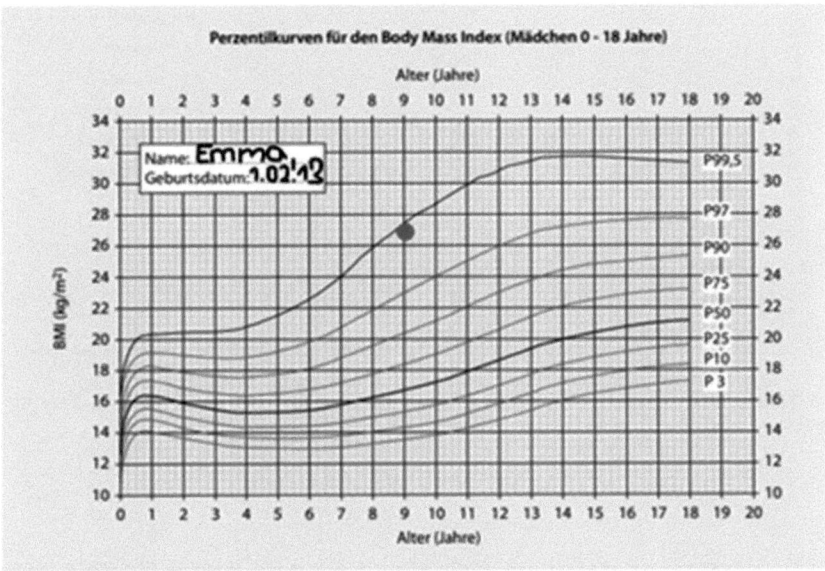

Abb. 3: Perzentilkurve von Emma XY (Wabisch & Kiess, 2013, S. 369)

11.1.2 Übergewicht bei Kindern in Westeuropa

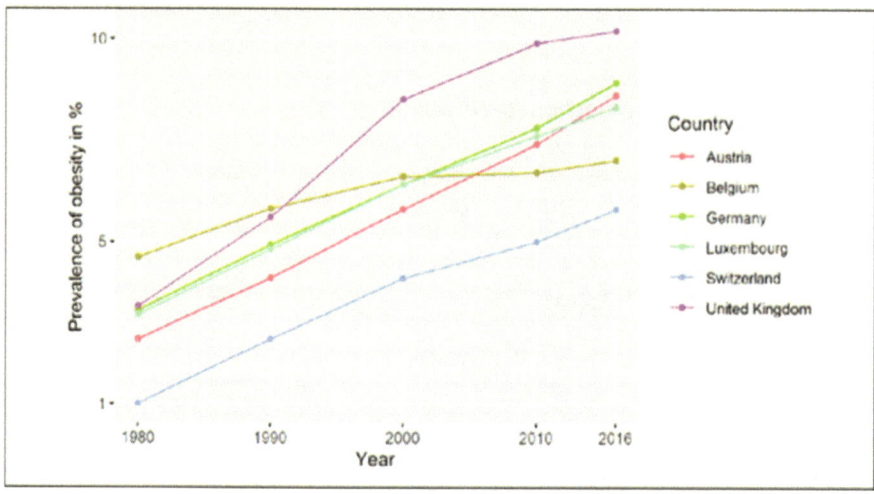

Abb. 4: Trends in der Prävalenz der Adipositas bei Kindern und Jugendlichen im Alter von 5 bis 19 Jahren in den westlichen EU-Ländern von 1980 bis 2016 (Nittari et al., 2020, S. 3)

11.2 Rezepte Herbst

Frühstück (Laugengebäck mit Hummus)
Zutaten:
- 1 Stück (70 g) Laugengebäck
- 4 Scheiben (12 g) Gurken
- Scheiben (18 g) Tomate
- 25 g Hummus
- 1 Ei (gekocht)

Zubereitung:
1. Schneide das Laugengebäck in der Mitte auf.
2. Streiche das Brot auf beiden Flächen mit Hummus ein
3. Falls noch nicht getan, schneide das Gemüse in Scheiben.
4. Belege dann das Brot mit den Gurken und Tomatenscheiben.
5. Zu guter Letzt das weichgekochte Ei gemeinsam mit dem Brot verzehren.

Ergänzendes Frühstück (Weintrauben, Pflaume und Cashewkerne)
Zutaten:
- 10 Stk. (100 g) Weintrauben
- 1x (35 g) Pflaumen
- 15 g Cashews

Zubereitung:
1. Die Weintrauben und Pflaume waschen.
2. Cashewkerne aus der Verpackung nehmen.

Mittagessen (Reis mit Pilzsauce und Brokkoli)
Zutaten:
- 35 g Reis
- 105 g Pilze (Champignon)
- 35 g Frischkäse Magerstufe
- 20 ml Wasser
- 60 g Brokkoli

Zubereitung:
1. Den Reis laut Packungsanleitung im leicht gesalzenen Wasser kochen. Brokkoli waschen, Champignons putzen und ebenfalls klein schneiden.
2. In einer hohen Pfanne den Frischkäse mit Wasser vermischen und das Gemüse anbraten. Pfanneninhalt mit Pfeffer und Kräuter sowie etwas iodiertem Salz würzen.
3. Nun die Flüssigkeit zum Gemüse geben und etwas andicken lassen und den Reis dazu geben. Das Ganze dann gut umrühren gegebenenfalls nochmal abschmecken und servieren.

Mittagessen Nachtisch (Chia-Pudding)

Zutaten:
- 10 g Chiasamen
- 150 ml Hafermilch
- 2 g Agavendicksaft
- 30 g Heidelbeeren

Zubereitung:
1. Die Chiasamen in einer Schüssel (mit Deckel) mit Hilfe eines Schneebesens mit der Hafermilch verrühren. Dabei darauf achten, dass die Chia-Samen alle mit Flüssigkeit umgeben sind.
2. Den Agavendicksaft unterheben und den Chia-Pudding mindestens 4 Stunden, am besten über Nacht, mit Deckel verschlossen im Kühlschrank quellen lassen.
3. Den Chia-Pudding ein Dessertglas einfüllen. Als letztes die Heidelbeeren waschen und sie auf dem Chia-Pudding verteilen.

Nachmittag (Zwei Reiswaffeln mit Topping)

Zutaten:
- 14 g (2 Stk.) Reiswaffeln (ohne Salz)
- 16 g Erdnussbutter
- 28 g (8 Scheiben)

Zubereitung:
1. Die Reiswaffeln aus der Verpackung holen und auf einen Teller legen.
2. Darauffolgend die Waffeln mit Erdnussbutter bestreichen.
3. Die Banane schälen und in Scheiben schneiden und anschließend die Reiswaffeln belegen.

Abendessen (Kürbismuffins)

Zutaten:
- 50 g Kürbis
- 38 g Dinkelmehl
- Ein halbes Ei
- 10 g Olivenöl
- 25 ml Wasser
- 50 g Quark (Halbfettstufe)
- 3 g Knoblauch
- 25 g Frischkäse (Magerstufe)

Zubereitung:
1. Für die Kürbis-Muffins zunächst das Kürbisfleisch fein raspeln.
2. Den Backofen vorheizen auf 200 °C (Umluft).
3. Das Öl, die Eier und der Frischkäse in eine Schüssel geben und schaumig schlagen.
4. Nun das Mehl und das Wasser hinzufügen und zu einem schönen Teig vermengen. Schließlich die Kürbisraspel hinzufügen.
5. Zum Schluss den Teig in die vorbereiteten Muffin-Förmchen füllen und im vorgeheizten Backofen für ca. 20 Minuten backen.
6. Während die Muffins im Backofen backen, kann der Quark Dip mit Kräutern angerührt werden.

11.3 Rezepte Winter

Frühstück (Beeren-Porridge)
Zutaten:
- 200 ml Mandelmilch (ungesüßt)
- 50 g Haferflocken
- 30 g Beeren
- 15 g Nüsse (Cashews)
- 3 g Ahornsirup

Zubereitung:
1. Gebe die Mandelmilch in einen kleinen Topf.
2. Füge die Haferflocken hinzu und bringe unter Rühren die Milch zum Kochen.
3. Füge die Beeren, die Nüsse und den Ahornsirup hinzu.
4. Lass den Haferbrei für 1-2 Minuten schwach köcheln, stelle dann die Herdplatte aus und lass ihn für weitere 3-4 Minuten ziehen. Rühre dabei immer wieder um, damit er eine cremige Konsistenz erhält.
5. Der Porridge ist nun fertig und kann serviert werden.

Ergänzendes Frühstück (Knäckebrot)
Zutaten:
- 2 Knäckebrot
- 1 EL Kräuterfrischkäse
- 10 g Kresse

Zubereitung:
1. Verteile den Esslöffel Kräuterfrischkäse auf beiden Scheiben Knäckebrot.
2. Anschließend bestreust du sie mit der Kresse.

Mittagsmahlzeit (Kartoffelpüree mit Erbsen und Fischstäbchen)
Zutaten:
- 200 g Kartoffeln (mehligkochend)
- 40 g Hafermilch
- 12 g Butter
- 5 Fischstäbchen
- 60 g Erbsen
- Salz, Pfeffer, Muskatnuss

Zubereitung:
1. Backblech auf die mittlere Schiene geben und Backofen auf 220 °C vorheizen.
2. 200 g mehligkochende Kartoffeln schälen, waschen und in grobe Stücke schneiden.
3. In Salzwasser zugedeckt 20-25 Minuten kochen, abgießen und bei sehr milder Hitze im offenen Topf ausdämpfen lassen.
4. Fischstäbchen gefroren auf das Backblech geben und ca. 13-15 Minuten backen. Nach ca. 10 Minuten einmal wenden.
5. 40 g Hafermilch, 12 g Butter, etwas Salz, Pfeffer und frisch geriebene Muskatnuss aufkochen.
6. Die Kartoffeln im Topf zerstampfen und anschließend die kochende Milchmischung und Erbsen unterrühren.
7. Fischstäbchen mit dem Kartoffel-Erbsenpüree auf dem Teller anrichten.

Snack am Nachmittag (Obst-Joghurt)
Zutaten:
- 150 g Naturjoghurt (3,5% Fett)
- ½ Apfel und ½ Birne

Zubereitung:
1. Den Apfel und die Birne in kleine mundgerechte Stücke schneiden.
2. Joghurt in einem Schälchen mit der Birne und dem Apfel vermengen.

Abendessen (Karotten-Kartoffelsuppe mit Schnittlauch)
Zutaten:
- 110 g Kartoffeln (festkochend)
- 50 g Möhren
- 5 g Olivenöl
- 150 ml Wasser
- ¼ Schalotte
- 1 EL Schnittlauch
- 30 g Mehrkornbrötchen

Zubereitung:
1. Kartoffeln schälen und in kleine mundgerechte Stücke schneiden.
2. Möhren in Ringe schneiden.
3. Schalotte schälen, klein schneiden und anschließend in der Pfanne mit dem Olivenöl 2 Minuten andünsten.
4. Kartoffeln und Möhren weitere 2 Minuten mitdünsten.
5. Anschließend mit Wasser und Gemüsebrühe ablöschen.
6. 10 Minuten mit dem Schnittlauch köcheln lassen.
7. Zusammen mit dem Mehrkornbrötchen servieren.

BEI GRIN MACHT SICH IHR WISSEN BEZAHLT

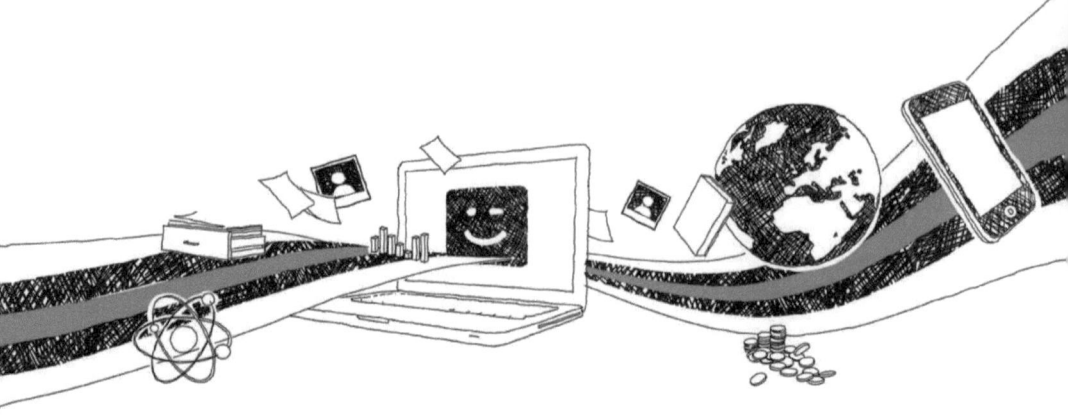

- Wir veröffentlichen Ihre Hausarbeit,
  Bachelor- und Masterarbeit

- Ihr eigenes eBook und Buch -
  weltweit in allen wichtigen Shops

- Verdienen Sie an jedem Verkauf

Jetzt bei www.GRIN.com hochladen
und kostenlos publizieren

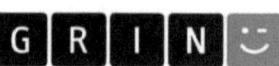